ÉTUDE

SUR

LE COLCHIQUE

(COLCHICACÉES)

PAR

A. BOISSIER

PHARMACIEN DE PREMIÈRE CLASSE

EX-INTERNE DES HÔPITAUX, — LAURÉAT DE L'ÉCOLE D'ALGER

LAURÉAT DE L'ÉCOLE SUPÉRIEURE DE MONTPELLIER

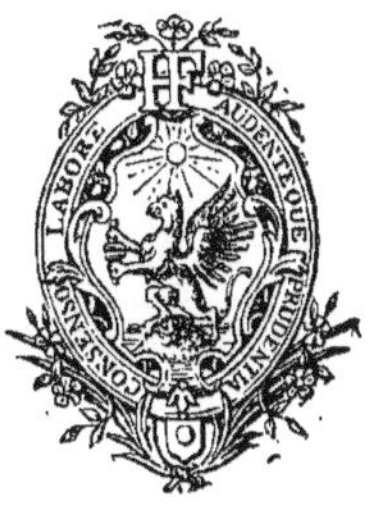

MONTPELLIER

IMPRIMERIE CENTRALE DU MIDI

(HAMELIN FRÈRES)

—

1886

ÉTUDE

SUR

LE COLCHIQUE

(COLCHICACÉES)

PAR

A. BOISSIER

PHARMACIEN DE PREMIÈRE CLASSE

EX-INTERNE DES HÔPITAUX, — LAURÉAT DE L'ÉCOLE D'ALGER
LAURÉAT DE L'ÉCOLE SUPÉRIEURE DE MONTPELLIER

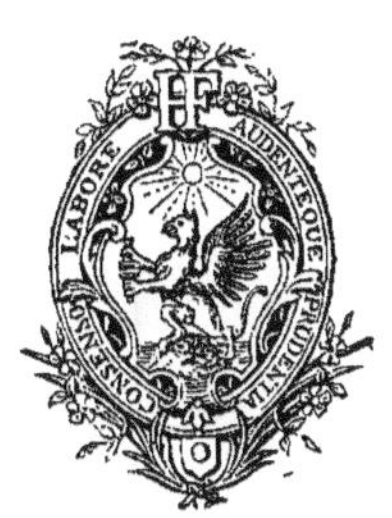

MONTPELLIER
IMPRIMERIE CENTRALE DU MIDI
(HAMELIN FRÈRES)

1886

A LA MÉMOIRE DE MA MÈRE

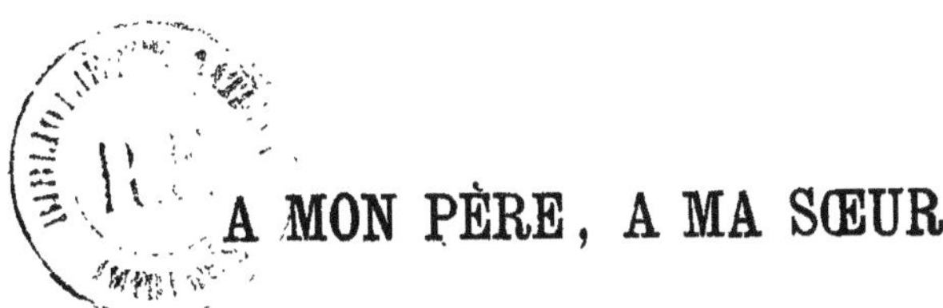

A MON PÈRE, A MA SŒUR

A MON ONCLE JULES-MATHIEU GAUFRÈS

MEIS ET AMICIS

A. BOISSIER.

A MES MAITRES

A MON AMI LE DOCTEUR DELAMARE

A MONSIEUR LE DOCTEUR SOUBEIRAN

PROFESSEUR DE PHARMACIE A L'ÉCOLE SUPÉRIEURE DE MONTPELLIER

A. BOISSIER.

INTRODUCTION

Le colchique d'automne, dont la connaissance remonte avant Galien et Dioscoride, a subi, depuis cette époque jusqu'à nos jours, des alternatives de vogue et d'oubli dans la pratique médicale. Malgré les savantes études des médecins et des chimistes célèbres qui se sont occupés de cette question, bien des points sont encore obscurs dans le mode d'action et la composition du colchique.

Nous avons signalé dans notre travail les résultats acquis à la science, ceux qui sont encore controversés et quelques observations personnelles intéressantes au point de vue toxicologique.

L'étude complète de cette substance aurait été pour notre jeune expérience une tâche trop lourde. Guidé par notre sympathique Maître le professeur Soubeiran, qui a mis obligeamment à notre disposition ses nombreuses notes et ses conseils, nous avons esquissé les traits principaux de l'histoire du colchique. Qu'il nous soit permis de lui exprimer ici le témoignage de notre profonde gratitude et de notre reconnaissance.

Nous avons divisé cette étude en six chapitres.

Le premier chapitre embrasse l'historique et les caractères botaniques du colchique d'automne. Dans le chapitre II, nous faisons l'étude des différentes parties de la plante, sans entrer dans de trop grands détails, nous réservant de nous étendre plus longuement sur la partie chimique et la toxicologie, qui font l'objet des chapitres III et V. Le chapitre IV, qui traite de la physiologie et de la thérapeutique, est exposé aussi brièvement que possible.

Enfin le dernier chapitre comprend les préparations pharmaceutiques ayant pour base les diverses parties constituantes du colchique, et quelques formules qui nous ont paru utiles à conserver.

Tel est le sujet que nous présentons à nos Juges ; puissent-ils trouver dans notre travail le fruit des excellentes leçons que nos savants Maîtres nous ont données !

ÉTUDE

SUR

LE COLCHIQUE

(COLCHICACÉES)

CHAPITRE PREMIER

HISTORIQUE

Le colchique d'automne (*colchicum autumnale*), famille des Colchicacées, doit sa dénomination à la Colchide, terre féconde en plantes vénéneuses. On le désigne vulgairement sous les noms de *tue-chien, safran bâtard, safran des prés*.

Son usage en médecine est assez récent. Les Grecs et les Latins connaissaient les propriétés vénéneuses de cette plante ; aussi ne l'employaient-ils pas comme médicament.

Galien et Dioscoride ne parlent du colchique que comme un poison violent ; Pline de même, et il conseille le lait contre ses effets. En 1568, Owevin disait : « Ce poison est ennemi de la nature de l'homme, en tout et pour tout. » Aétius d'Amide, Alexandre de Tralles et Paul d'Égine, préconisèrent contre la goutte l'hermodacte, usité ensuite chez les Arabes sous le nom de *surengian*, et dont les effets concordent avec ceux, reconnus depuis, du colchique d'automne. Or Samuel Dale, et après lui Achille Richard, rapportèrent l'hermodacte au *colchicum variegatum*, et les travaux de M. J.-E. Planchon ont confirmé cette opinion.

Démétrius, Pépagomène, Actuarius, Fernel, Ambroise Paré, de Le Boé, Sennert, employèrent aussi l'hermodacte des anciens; mais tous ces auteurs, sauf Pépagomène, n'employèrent que le bulbe; ce dernier essaya les graines.

Vers le commencement du XVIIIe siècle, on chercha à utiliser les propriétés médicales du colchique; mais ce fut d'abord comme amulette qu'il fut porté, soit en poche, soit suspendu au cou, comme moyen prophylactique contre les maladies épidémiques (Wedel). Ce n'est qu'en 1763 que Stoerk l'introduisit dans la pratique, où les essais antérieurs de Wedel (1718) et de Wilhem ne l'avaient pas suffisamment accrédité; Stoerk en fit un remède spécial contre l'hydropisie, après avoir constaté sa double action diurétique et drastique; puis un incisif et un fondant succédané de la scille, comme elle utile dans l'asthme et les catarrhes muqueux chroniques des voies respiratoires. La préparation qu'il préconisait était l'oxymel colchitique. Wauters vint ensuite, qui exalta les propriétés hydragogues du colchique et le plaça au-dessus de la scille.

Ses applications contre la goutte semblaient oubliées, lorsqu'en 1814 les médecins anglais, ayant su que l'eau médicinale de Husson était à base de colchique, et qu'elle réussissait chez les goutteux et les rhumatisants, le remirent en vogue. Cette eau, d'après John Want, était une alcoolature de bulbes frais de colchique: une partie de bulbe pour deux parties d'alcool à 36°. La dose était de 5 à 6 gouttes dans une cuillerée d'eau. A partir de ce moment, le colchique acquit une vogue exagérée comme antigoutteux, mais pourtant mieux justifiée que celle qu'il avait eue antérieurement contre les hydropisies et les affections catarrhales.

John Want, l'un des premiers, proclama ses propriétés antiarthritiques et recommanda une teinture (1815); Sir Ewerard Home préconisa le vin de colchique avec le bulbe (1816-1817), vanté ultérieurement par Locher Balber (1825). Williams et Haden (1820), Chélius, lui substituèrent avec le même succès le vin de semences. Copland, en 1823, administra les fleurs fraîches. Frost, Bushell, les employèrent sous forme de vinaigre et de teinture; Coindet (de Genève), en alcoolature. Les opinions ont varié sur le choix des préparations et des parties employées; mais, en définitive, le colchique est resté dans la thérapeutique de l'arthritis comme un modificateur qui, convenablement administré, peut avoir sa part d'influence et son opportunité.

CARACTÈRES BOTANIQUES

COLCHIQUE. — *Colchicum* Tournefort. — Genre de plantes monocotylédones appartenant à la famille des Colchicacées et formant un groupe contenant des végétaux à souche bulbeuse. La plante est formée d'abord d'un tubercule charnu et amylacé (faux bulbe), qu'enveloppent un petit nombre de tuniques foliacées et brunes; il est enfoncé assez profondément, et sa partie inférieure offre, comme les vrais bulbes, un collet et des radicules. Sous les tuniques brunes se trouvent comme trois tiges courtes, dont deux porteront les fleurs et la troisième les feuilles.

Chacune des tiges à fleurs est enveloppée d'une spathe, et enfoncée jusqu'à la surface du sol dans le prolongement supérieur de la tunique brune. La spathe la plus développée, partant du collet inférieur, monte extérieurement le long du corps amylacé, creusé pour la recevoir. L'autre spathe, plus petite, est due à un petit bulbe qui se forme au milieu du côté opposé; la tige à feuilles se confond, d'un côté, avec la tunique extérieure.

Le colchique se rencontre surtout dans les prés et les pâturages, où l'on voit à l'automne paraître des fleurs couleur lilas rosé. Elles sont formées d'un périgone à tube très-allongé, terminé par un limbe à six divisions obtuses, épanouies à la surface du sol. Les étamines, au nombre de six, sont insérées à la partie supérieure du tube périgonal et portent des anthères versatiles. Les trois ovaires soudés sont situés au fond du tube, et surmontés de trois styles très-longs, terminés chacun par un stigmate en forme de massue.

Au printemps suivant seulement, les feuilles se développent et les fruits apparaissent. Ils sont formés d'une capsule à trois loges, s'ouvrant par le côté interne et contenant les graines.

CHAPITRE II

BULBES DE COLCHIQUE

Il est intéressant de connaître le mode de propagation du colchique d'automne. M. Machagan en a donné une description, dont nous extrayons ce qui suit :

Le colchique se propage par bulbes et par graines. Le docteur Christison a mentionné un troisième mode de propagation, consistant dans la formation de petits bulbes non développés, partant de la plante mère. Certains botanistes considèrent au contraire ces bulbilles comme des produits avortés incapables de reproduction.

Le mode de propagation par graines n'est pas non plus déterminé d'une manière précise ; occupons-nous du mode de propagation par les bulbes, et supposons que l'observation commence en juin, alors que le bulbe est complétement développé. Il présente alors le volume d'un abricot ; sa consistance est ferme, sa nature amylacée, saveur amère. Il porte l'empreinte profonde des rides laissées par le vieux bulbe ; les feuilles sont, à cette époque, jaunes et flétries.

Dans les premiers jours de juillet, on peut voir un petit corps ovoïde, du volume d'un grain de blé, placé à la partie inférieure et latérale du premier bulbe : c'est un nouveau bulbe. Celui-ci croît lentement jusqu'au commencement d'août, et paraît alors un simple renflement de la hampe, qui commence à se montrer.

En septembre, la plante est en pleine floraison, et les fleurs, portées sur un long tube, vivent deux ou trois semaines, puis meurent et tombent. Dès lors, jusqu'en février, rien n'apparaît sur le sol, et le bulbe continue à se développer sans aucun signe extérieur. En février, les feuilles apparaissent, et le bulbe, dont le volume avait très-peu augmenté pendant l'automne, prend tout à coup un développement rapide. Au mois d'avril, il possède les dimensions d'une grosse noisette, et se trouve surmonté d'un groupe de feuilles d'un vert foncé, généralement au nombre de trois, formant une sorte de gaîne enveloppant les capsules qui doivent mûrir pendant l'été. En mai, le nouveau bulbe est très-gros ; tandis que le vieux est sec et flétri et renferme peu d'amidon. A la fin de juin, la grosseur du nouveau bulbe est celle d'un abricot, c'est-à-dire celle que possédait l'ancien bulbe l'année précédente à la même époque. On peut alors distinguer trois bulbes : l'un réduit à la forme d'une membrane, l'autre dans son complet développement, et le troisième, très-petit, placé à la base du précédent, dont il dérive. D'après ces observations, l'auteur considère la plante comme bisannuelle, malgré l'avis de nombreux botanistes, qui la disent trisannuelle.

Nous voyons, d'après ce qui précède, que le moment le plus favorable pour la récolte des bulbes de colchique serait le mois d'août ; mais nous avons vu aussi que rien alors extérieurement n'indique sa présence. Il faut donc attendre la floraison ; mais à cette époque le bulbe, déjà sur le déclin, s'est appauvri en principes actifs pour nourrir le nouveau bulbe. Au moment de la fructification, il est devenu encore plus pauvre et possède peu d'action. Les variations qu'on avait observées dans l'action des préparations à base de bulbes de colchique n'avaient donc d'autres causes que l'inopportunité de la récolte.

Le bulbe de *Colchicum autumnale* L. (Melanthacées) n'est qu'un épanouissement de la tige; il forme un tubercule de la grosseur d'un marron, ovoïde, convexe d'un côté, de l'autre aplati et sillonné longitudinalement. Il est enveloppé d'une membrane sèche, scarieuse, de couleur brune, et offre en dessous un corps jaunâtre, ridé longitudinalement; l'intérieur est charnu et blanchâtre ; sec, il est inodore, de saveur douceâtre d'abord, puis amère et âcre.

On doit rejeter ceux qui sont trop anciens et qui sont bruns intérieurement.

On leur a substitué les bulbes de *Tulipa gesneriana,* qui sont formées d'écailles (Pereira).

Le commerce fournit souvent les bulbes de colchique d'apparences variées; on en distingue de blancs, d'ardoisés et de bruns. La couleur seule les différencie, car leurs propriétés, toujours les mêmes, sont plus ou moins actives, suivant l'âge des bulbes. Dans les préparations pharmaceutiques, il y aurait donc avantage à faire usage de bulbes frais récoltés en juillet et en août.

Le bulbe de colchique à l'état de complet développement contient, nous l'avons dit, une matière amylacée qui constitue une sorte de fécule. C'est une poudre blanche, sans odeur ni saveur, donnant sous les doigts la sensation de froissement. Les grains, dont le diamètre varie entre un centième de millimètre et trois à quatre centièmes, offrent des formes diverses. Les plus petits sont globuleux, sans trace de hile ni couche concentrique; les plus volumineux se présentent sous forme de triangles irréguliers ou d'ellipses, en général coupés brusquement par un plan perpendiculaire à l'axe du grain. Ces grains ont en général un hile étoilé; quelquefois les grains brusquement tronqués montrent des traces de lames constituantes du grain.

La chaleur gonfle ces grains, leur donne des formes très-irrégulières, laissant voir le hile et les couches concentriques. Cette fécule amylacée, séparée, au moyen de lavages fréquents, des principes nuisibles qu'elle renferme, peut servir aux usages domestiques au même titre que la fécule extraite de la racine de *Jatropha manhiot* (Euphorbiacées). Le colchique n'a pas été exploité dans ce but, l'extraction de la fécule pouvant laisser persister quelques principes suspects. Stolze, qui a donné, comme nous allons le voir, une analyse détaillée du bulbe de colchique, a trouvé que sa richesse en amidon était plus grande en automne qu'en mars ; mais la proportion de la matière amère, qui en automne est de 2 p. 0/0, atteint jusqu'à 6 p. 0/0 en mars.

Le tubercule de colchique a été analysé en 1810 par Melander et Moretti, et en 1820 par Pelletier et Caventou. Cette seconde analyse, meilleure que la première, avait fourni : une matière grasse, une matière colorante jaune, de la gomme, de l'amidon, du ligneux et un alcaloïde que les auteurs précédents considérèrent comme analogue à celui de l'ellébore blanc et nommèrent vératrine.

En 1853, Soubeiran (*Traité de Pharmacie*, 4e édition) établissait ainsi la composition chimique du tubercule de colchique : matière grasse, acide volatil, gallate de colchicine, gomme, amidon, inuline, ligneux. La colchicine est le principe actif ; mais l'huile grasse possède des propriétés purgatives énergiques.

Antérieurement, Stolze avait établi la composition du bulbe de colchique à deux époques différentes : en octobre et en mars. La comparaison des résultats nous montre ce bulbe plus riche en automne, comme nous l'avait fait pressentir le mode de développement que Maclagan a étudié.

Voici ces résultats :

PRINCIPES	BULBES D'OCTOBRE	BULBES DE MARS
Matière volatile âcre	traces marquées	trace
Résine molle	0,06	0,04
Sucre cristallisable.	1,12	0,41
Sucre incristallisable.	2,72	»

PRINCIPES	BULBES D'OCTOBRE	BULBES DE MARS
Matière volatile âcre	traces marquées	trace
Extractif doux avec un peu d'extractif amer	»	5,91
Extractif amer	2,17	»
Extractif difficilement soluble	0,52	1,30
Gomme (gomme adragante)	1,65	0,81
Fécule	10,12	7,46
Ligneux	1,61	2,32
Extractif soluble sans potasse	0,52	0,61
Eau	80,31	81,04

FLEURS DE COLCHIQUE

C'est généralement vers la fin de l'été qu'apparaissent les premières fleurs de colchique. Ces fleurs, qui ressemblent à celles d'un crocus, sont portées sur un tube périgonal prenant naissance au collet de la racine et long d'environ 5 pouces. Le périanthe, composé de six lobes obtus, est de couleur lilas rosé, violacé ou pâle. Elles durent deux ou trois semaines, pendant lesquelles s'opère la fécondation; les pièces du périanthe se dessèchent alors, et bientôt se détachent, laissant au fond du tube périgonal trois ovaires soudés. Ce n'est qu'au printemps que les fruits apparaîtront au milieu des feuilles; les fruits sont formés d'une capsule à trois loges, contenant un grand nombre de graines.

Les fleurs de colchique possèdent une action fort curieuse, que M. Is. Pierre a étudiée et qu'il expose ainsi : « En parcourant, ces jours derniers, les plates-bandes d'un fleuriste-pépiniériste de Caën, je m'arrêtai devant une petite planche de colchique d'automne en pleine fleur, destiné à être cultivé en bordure l'année prochaine. Le pistil de ces fleurs et les filets de leurs étamines me paraissant d'un rouge vif, comparables aux pistils du safran (*Crocus sativus*) ; j'y portai la main pour examiner les fleurs de plus près : quel ne fut pas mon étonnement de voir, au bout de quelques secondes, mes doigts changer de couleur et prendre la teinte jaune verdâtre livide caractéristique des cadavres humains qui commencent à se décomposer. Au bout d'une dizaine de secondes, la peau des doigts avait repris sa couleur naturelle. Comme la coloration s'était étendue sur toute la longueur des doigts et même au delà, je me demandai s'il y avait eu absorption par contact par l'extrémité des doigts, ou action produite à distance. J'étendis les doigts au-dessus d'une grosse touffe de fleurs à 2 ou 3 centimètres des anthères, et en évitant soigneusement tout contact: le même phénomène se reproduisit avec la même rapidité, c'est-à-dire en quelques secondes (environ 8 ou 10 secondes), et disparut ensuite avec la même rapidité lorsqu'on éloigna la main. La même expérience, répétée successivement une vingtaine de fois par le pépiniériste, par mon appariteur et par moi-même, donna constamment le même résultat.»

Cet effet, qui diminue à mesure que la fleur tend à se flétrir, n'a pas reçu d'explication. M. Is. Pierre croit à l'existence d'un principe toxique très-volatil.

Les fleurs de colchique fraîches sont plus actives que les bulbes récoltés en automne, et leur action est plus régulière si leur récolte a été aite avant leur épanouissement.

Quelques pharmaciens les ont employées à l'état d'alcoolature et d'extrait; mais leur usage ne s'est pas encore généralisé. M. Joyeux a expérimenté le saccharus de fleurs et l'extrait de suc de fleurs.

SEMENCES DE COLCHIQUE

Les semences de colchique sont globuleuses, noirâtres, rugueuses, petites, inodores, de saveur âcre et amère; elles sont surmontées d'une espèce de crête qui les ferait reconnaître partout (Mérat et de Lens). Elles sont recueillies à leur maturité. Elles sont très-dures, et, selon le conseil de Guibourt, elles ont besoin d'être broyées au moulin pour être bien réduites en poudre. On les préfère aux bulbes pour les préparations officinales du colchique, à cause de leur action plus régulière et plus énergique.

On les prescrit contre le rhumatisme, la goutte, et comme diurétique dans quelques cas d'hydropisie passive. Elles renferment de la colchicine en proportion plus grande que les bulbes et servent habituellement à l'extraction de cet alcaloïde. M. Oberlin a retiré des semences de colchique une huile verte qui, donnée à des lapins à la dose de 7et 10 gr., les a tués en moins de vingt-quatre heures.

Fluckiger et Hamburg avaient obtenu 6,6 p. % d'huile fixe dans les semences; Nathan Rosenwasser a pu en recueillir 8,4 p. %. Après purification à l'aide de la benzine et du charbon animal, cette huile offre une couleur bien claire et une saveur douce ; de plus, elle est facilement saponifiable.

En 1878, Émile-L. Bœrner étudia les semences au point de vue de l'huile qu'elles renferment, et publia ses observations dans *the Proceedings of the american pharmaceutical Association.*

Traitons dans un percolateur, et séparément, trois portions de graines pulvérisées : l'une par la gazoline, l'autre par la benzine de pétrole, la troisième par de l'éther purifié. Évaporons soigneusement chaque liqueur jusqu'à entière disparition de l'odeur de son dissolvant. La densité de l'huile ainsi obtenue est celle de l'huile de ricin en été ; elle possède l'odeur du corps gras; sa couleur olive pâle est plus foncée avec l'éther comme dissolvant; la saveur, très-légèrement amère si l'huile a été obtenue par la gazoline et la benzine, est franchement amère en employant l'éther.

Pour s'assurer que l'huile ainsi obtenue renferme de la colchicine, on agite à plusieurs reprises chaque échantillon avec de l'eau distillée, acidulée par l'acide chlorhydrique.

Les liqueurs filtrées traitées par les réactifs donnent les résultats suivants :

La liqueur provenant de l'huile obtenue par l'éther donne, avec les acides azotique, sulfurique, chlorhydrique concentré et le carbonate de potasse, une coloration jaune citron. L'acide tannique donne un léger précipité floconneux blanc ; un précipité plus dense presque blanc par l'iodohydrargyrate de potassium ; un précipité abondant couleur kermès par la solution d'iode et un trouble par l'eau chlorée; la solution devient jaune par l'addition de l'ammoniaque liquide. L'huile obtenue à l'aide de la benzine et de la gazoline donne, traitée comme il a été dit, un liquide sur lequel les réactifs précédents n'ont aucune action ; cependant l'acide sulfurique concentré développe une légère coloration jaune : cette huile ne renferme donc pas de colchicine.

L'action dissolvante de l'éther sur la colchicine, et aussi son prix élevé, lui ont fait préférer la gazoline et la benzine de pétrole pour l'extraction de l'huile. Ces deux derniers liquides ont un pouvoir dissolvant presque égal; cependant, vu la difficulté de chasser complétement la benzine de pétrole après la percolation du liquide, on préfère la gazoline pour extraire cette huile.

En traitant les semences pulvérisées par la gazoline d'après le procédé précédemment exposé, on obtient une huile répondant à la description que nous en avons faite. On peut en retirer environ 9,05 p. °/₀ de semences ; sa densité est de 0,922 à la température de 15°.

Sachant la difficulté de pulvérisation que présentent les semences de colchique, l'auteur pense qu'il peut être utile d'extraire l'huile par macération avant de les broyer. Mais l'expérience a prouvé que toute l'huile ne peut être retirée de cette façon.

PARTIE CHIMIQUE

CHAPITRE III

DE LA COLCHICINE

Nous avons vu que toutes les parties de la plante possèdent des propriétés qui les avaient fait employer dans la matière médicale. Pelletier et Caventou les premiers, en 1820, recherchèrent le principe actif de la plante, et leurs expériences les amenèrent à conclure que ce principe était identique avec celui du *veratrum album*, et en conséquence le nommèrent *vératrine*.

Ce n'est qu'en 1833 que Geiger et Hesse isolèrent de la plante un produit très-impur, qu'ils employèrent dans leurs observations physiologiques et qu'ils différencièrent de la vératrine. Leur procédé consistait à faire macérer à chaud les graines dans l'alcool aiguisé d'acide sulfurique ; ils évaporaient la teinture à une douce chaleur ; après une concentration suffisante, ils ajoutaient un excès de carbonate de potasse, débarrassaient aussi bien que possible le précipité de carbonate alcalin et le traitaient par l'alcool absolu. La colchicine se dépose par évaporation de la solution alcoolique décolorée.

Plus tard, en 1856, M. Oberlin ayant examiné cette question, en est arrivé à conclure qu'on ne peut, par ce procédé, obtenir de la colchicine cristallisée pure, mais un produit complexe. Il a pu cependant retirer de la colchicine de Geiger et Hesse une substance neutre cristallisant avec facilité, et qu'il a nommée *colchicéine*. Pour obtenir ce produit, M. Oberlin traite le produit incristallisable et résineux par de l'eau acidulée avec SO^4H^2 ou H Cl, et évapore en consistance sirupeuse. Le résidu, traité par l'eau distillée, y développe un précipité jaunâtre, soluble dans l'alcool et l'éther, et facilement cristallisable. L'extrait alcoolique de semences dissous dans l'alcool donne le même produit. Le résidu sirupeux provenant de l'évaporation, dissous dans l'eau, légèrement aiguisé de $S\ O^4\ H^2$, donne naissance à un précipité floconneux. Le liquide filtré donne, après quelque temps, des cristaux mamelonnés.

M. J.-E. Cartier, en 1858, suivant une marche différente, obtint un produit qu'il considéra comme un alcaloïde, et donna les réactions servant à le caractériser. Oberlin conclut que la colchicine de Geiger et Hesse n'avait pas les caractères d'un alcaloïde, et considéra la colchicéine comme le principe toxique.

Cette substance cristallise facilement en lames nacrées, est insoluble dans l'eau froide, plus soluble dans l'eau chaude, qu'elle rend légèrement amère; soluble dans l'alcool, l'éther, l'alcool méthylique, le chloroforme. Elle se dissout aussi dans l'acide sulfurique et l'acide benzoïque, en formant une solution d'un jaune intense; dans l'acide chlorhydrique, avec une coloration jaune plus clair, et dans l'acide acétique, sans coloration. La dissolution dans la potasse et l'ammoniaque la laisse déposer, cristallisée par évaporation à l'air. La dissolution de colchicéine traitée par l'acide nitrique devient alternativement jaune pâle, violacée, rouge foncé, rouge clair, orangée. Elle paraît être un produit complexe résultant des réactifs. Oberlin croit qu'elle préexiste. Son action est celle du colchique, mais plus énergique, car à la dose de 0 gr. 05 elle tue les lapins.

En 1862, Ludwig, expérimentant sur les semences de colchique, confirma les résultats d'Oberlin et de Hubler. Comme ces chimistes, il pense que la colchicine, vu son indifférence pour les acides, ne peut être regardée comme un alcaloïde. Pour lui, la colchicéine isolée de la colchicine est un acide faible.

Diehl soutient cette opinion, et, constatant que la résine obtenue dans l'extraction de la colchicéine possède des propriétés acides, propose de la nommer acide colchicéique.

Eberlach, en 1874, reprenant l'étude de la colchicine, donne un procédé de préparation que nous allons décrire :

Les graines écrasées sont mises pendant quarante-huit heures en contact avec de l'alcool à 85°, et introduites dans un percolateur pour égoutter le liquide. On les épuise alors par de l'alcool à 85°, contenant 25 p. °/₀ d'acide sulfurique. Le liquide est additionné d'un lait de chaux et laissé au repos pendant douze heures. On filtre le liquide alcalin, qu'on neutralise par l'acide sulfurique ; puis on place le tout dans une cornue et on distille l'alcool. Le résidu est évaporé au bain-marie, en consistance sirupeuse ; puis traité par l'eau, pour enlever les matières grasses qui surnagent. Le liquide est alors agité fréquemment avec du chloroforme, après addition d'un excès d'ammoniaque. On sépare la couche chloroformique, et l'on continue le traitement au chloroforme tant que ce liquide se colore. On réunit les liqueurs chloroformiques et on distille ; ce résidu est traité par l'eau acidulée par $SO^4 H^2$, puis neutralisé par l'ammoniaque. Après une demi-heure de repos, on filtre ; on ajoute de l'ammoniaque pour obtenir une liqueur franchement alcaline, et on reprend par le chloroforme. Par l'évaporation spontanée des liqueurs, on obtient la colchicine sous forme d'une masse transparente, comme un vernis pouvant être enlevé avec une spatule.

En opérant sur des solutions très-concentrées, on peut obtenir des houppes d'aiguilles fines, soyeuses, transparentes. On obtient ainsi jusqu'à 0,26 p. °/₀ des semences.

Il résulte des expériences de Nathan Rosenwasser que la colchicine réside surtout dans les téguments extérieurs de la graine ; cependant des essais comparatifs lui permirent de conclure que les semences non broyées donnaient moins d'un tiers d'alcaloïde que les graines écrasées.

Hübler indique la méthode suivante, légèrement modifiée par Hertel :

Les semences entières du colchique d'automne sont épuisées à chaud par de l'alcool à 90°, et l'extrait concentré en consistance sirupeuse est étendu de 20 fois son poids d'eau. Le mélange est abandonné au repos dans un vase cylindrique ; après son complet refroidissement, on sépare une couche huileuse, on le filtre et on l'additionne d'acétate basique de plomb jusqu'à cessation de précipité. Le liquide, séparé du précipité, est privé de l'excès de plomb par l'addition de phosphate de soude ; puis la colchicine est précipitée par le tannin.

Le tannate de colchicine est mêlé, encore humide, avec de la litharge pure en excès, de façon à avoir une bouillie un peu liquide, qu'on dessèche au bain-marie. On traite le produit sec par l'alcool bouillant. La liqueur filtrée ne doit pas donner de coloration bleuâtre avec le perchlorure de fer, sinon on recommence le broiement du mélange de tannate et d'oxyde de plomb ; on dessèche de nouveau jusqu'à complète décomposition. Le résidu sec est repris par l'alcool bouillant, que l'on concentre en consistance sirupeuse ; puis on achève la dessiccation à l'aide de l'acide sulfurique, sous la machine pneumatique.

Les premiers et les derniers produits de la précipitation du tannate sont les plus colorés et les moins chargés en colchicine.

C'est du précipité moyen que l'on extrait la colchicine la plus pure, à laquelle l'auteur attribue la formule $C^{17} H^{19} Az O^{5}$, isomère de la colchicéine. Par une série de dissolutions et de précipitations fractionnées, on arrive à un produit soluble dans l'eau et l'alcool, sans trouble, dont la solution est d'un jaune de soufre.

M. Hertel emploie la méthode suivante, à laquelle l'ont conduit les divers modes employés avant lui :

Les semences entières sont épuisées par l'alcool à 85° ; sur la fin de l'opération, on emploie de l'alcool bouillant. Le liquide extractif, faiblement acide, est neutralisé avec de la magnésie, agité, laissé en repos pendant plusieurs heures, enfin évaporé au bain-marie dans le vide jusqu'à consistance d'extrait fluide. L'influence de l'air et d'une température élevée diminue le rendement.

Le résidu de la distillation est étendu de 10 fois son poids d'eau;

l'huile séparée, on agite le liquide avec du chloroforme à plusieurs reprises, tant que le chloroforme se colore. Les liqueurs chloroformiques réunies sont évaporées en consistance sirupeuse; puis on chasse les dernières portions de chloroforme en chauffant pendant une heure le résidu sur une plaque de verre à une température de 80 à 100°. Le chloroforme se sépare difficilement; on s'assure que la colchicine en est complétement débarrassée en la chauffant à 100°; elle ne doit pas varier de poids. On obtient de 0,38 à 0,41 pour 100 de semences. Cette colchicine est une masse amorphe et brune. On la purifie en la dissolvant dans vingt fois son poids d'eau, filtrant et faisant agir le chloroforme sur cette nouvelle dissolution, comme il a été dit précédemment.

En 1884, M. Houdé, pharmacien, a employé un procédé différent de ceux que nous avons précédemment exposés:

On épuise par lixiviation 35 kilog. de semences de colchique réduites en poudre fine, avec 100 kilog. d'alcool à 96°. Les liqueurs réunies et filtrées sont distillées, afin de retirer la totalité de l'alcool. L'extrait obtenu est agité à plusieurs reprises avec son volume d'une solution d'acide tartrique au vingtième; celle-ci sépare les matières grasses et résineuses, tandis qu'il se forme un tartrate de colchicine soluble. La solution est décantée, filtrée et agitée avec un excès de chloroforme qui enlève le principe actif à la liqueur acide, sans addition préalable d'alcali, et par évaporation on obtient des cristaux encore imprégnés de matières colorantes. On les redissout à froid dans un mélange à parties égales de chloroforme, d'alcool et de benzine; par évaporation spontanée, il se dépose de la colchicine cristallisée, que l'on purifie par plusieurs traitements semblables.

Par cette méthode, on retire une quantité de colchicine qui n'est pas inférieure à 0,30 pour 100 de semences; les bulbes n'ont fourni pour 1,000 que 0,40 de colchicine cristallisée.

La colchicine $C^{17} H^{19} AzO^{5}$, telle que nous l'avons obtenue cristallisée, présente les caractères suivants: cristaux en mamelons, incolores, inodores, inaltérables à l'air et formés de petits prismes à quatre ou six faces modifiées sur les angles ; sa saveur est très-amère ; légèrement alcaline, elle bleuit faiblement le papier de tournesol. Elle est peu soluble dans l'eau, la glycérine et l'éther ; mais elle l'est dans toute proportion dans l'alcool, le chloroforme, la benzine. Elle est hydratée et contient 17 p. 100 d'eau d'hydration ; à cet état, elle fond à 93°. Si on la prive de cette eau, le point de fusion est modifié et s'élève jusqu'à 163° ; à 156°, elle prend l'état pâteux, puis se fluidifie et forme un liquide huileux de couleur légèrement brune.

La colchicine cristallisée brûle sans résidu et renferme de l'azote ; elle peut se combiner avec certains acides organiques, tandis qu'elle se décompose au contact d'acides plus énergiques et des acides minéraux.

La solution de cet alcaloïde n'exerce aucune influence sur la liqueur cupro-potassique de Fehling ; mais à l'ébullition, en présence de SO^4H^2 dilué, elle réduit immédiatement ce réactif et dévie à gauche le plan de la lumière polarisée.

Ces derniers caractères, joints à la propriété de former des sels, rapprochent la colchicine de la solanine et feraient penser à un alcali-glucoside.

Les réactifs chimiques n'offrent aucune réaction bien importante ; cependant M. Fluckiger, en 1876, considérant l'action de la colchicine sur les acides minéraux, crut pouvoir en faire un réactif général de ces acides. M. Fluckiger préparait une solution réactif rapidement, de la façon suivante : faire bouillir 1 gramme de semences de colchique avec 1 gramme d'alcool et 3 grammes d'eau, passer et concentrer le liquide en extrait sirupeux. Verser de l'alcool absolu dans cette liqueur tant qu'il se forme un précipité, et séparer le liquide du précipité par simple repos. Chasser alors l'alcool par évaporation et ajouter un poids d'eau égal à peu près à celui des semences. Cette solution de colchicine, suffisamment étendue d'eau pour être incolore, est le réactif de M. Fluckiger.

Au contact de l'acide azotique concentré ou de l'acide sulfurique, la solution devient jaune ; si l'on ajoute une goutte d'acide azotique au mélange d'acide sulfurique et de colchicine, la liqueur devient bleu violacé. La même solution de colchicine additionnée d'acide azotique, puis d'un granule de soude caustique, donne une coloration orangée (Johannson). La solution de Mayer (50 gr. iodure de potassium et 13,05 de bichlorure de mercure pour un litre) donne un précipité jaune marron avec la solution de colchicine additionnée d'acide sulfurique. Cette solution mercurielle ne précipite pas la solution réactif en présence des acides organiques, mais la moindre trace d'un acide minéral fait apparaître le précipité jaune caractéristique.

Par conséquent, les acides minéraux forts ou dilués dissolvent la colchicine cristallisée et la colorent en jaune ; l'acide azotique lui communique une coloration violacée fugace ; la potasse et la soude la précipitent de ses dissolutions ; l'ammoniaque est sans effet ; le tannin y développe un précipité blanc caillebotté soluble à chaud ; le bichlorure de platine forme un précipité jaune orangé cristallin ; l'eau iodée donne un précipité brun kermès.

Les sels solubles que la colchicine forme avec les acides se transforment rapidement en un mélange de résine et de colchicéine, soit qu'on les conserve en dissolution, soit qu'on les évapore à siccité. Les bases donnent lieu à une décomposition analogue. La colchicéine produite se comporte plutôt comme un corps neutre ou comme un acide excessivement faible que comme une base (Maisch).

Pour obtenir la colchicéine, au lieu de se servir de l'acide sulfurique comme MM. Oberlin et Hubler, M. Hertel a eu recours à l'acide chlorhydrique, qui donne moins de produits secondaires. Une partie de colchicéine est dissoute dans 30 parties d'eau, 2 parties d'acide chlorhydrique, à 25 p. °/₀, et l'on chauffe le mélange au bain-marie. La colchicéine ainsi obtenue est jaune ; mais on peut l'obtenir en cristaux incolores, en la faisant bouillir dans 200 fois son poids d'eau : la matière résineuse colorée reste indissoute ; on filtre bouillant, la colchicéine se dépose incolore cristallisée. Elle fond vers 150° en une masse amorphe jaune, qui, si elle n'a pas été trop chauffée, peut donner encore des cristaux quand on étend d'eau sa solution alcoolique. Elle se dissout bien dans l'alcool, le chloroforme, la potasse caustique, qu'elle colore en jaune ; elle est également soluble dans l'ammoniaque et s'en sépare partiellement en cristaux, si l'on ajoute de l'eau à la solution concentrée. L'évaporation d'une solution alcoolique ou chloroformique la donne amorphe. Elle cristallise sous deux formes du système rhombique : 1° en table, avec des angles de 55 et 125° ; 2° en prismes, en plaques de formes variées. Chauffée avec de l'eau au bain-marie, la colchicéine se transforme en une masse d'un jaune brun qui ne cristallise plus, et ressemble à la colchicine amorphe. La colchicéine se comporte vis-à-vis des réactifs comme la colchicine.

L'analyse élémentaire de la colchicéine desséchée à 100° a donné : carbone, 62,7 ; hydrogène, 6,43 ; azote, 4,77 ; oxygène, 26,1 p. % = $C^{17} H^{19} AzO^{5} + 2 H^{2} O$. Ces chiffres concordent avec ceux de M. Oberlin (Hertel 1881).

Sous le nom de colchicorésine, M. Hertel décrit une matière résineuse d'un brun café, qu'il sépare de la colchicine brute extraite par son procédé en la traitant par un peu d'eau. La colchicine longtemps chauffée à l'air brunit et se transforme en grande partie en colchicorésine. Ce dernier corps ne donne pas les réactions de la colchicine, il n'a aucun caractère particulier ; il contient 64,59 de carbone et 3,11 d'azote p. %.

M. S. Zeisel, en 1883, étudiant les transformations de la colchicine, a trouvé que, sous l'influence des acides minéraux dilués, cette substance se dédouble en colchicéine et alcool méthylique.

La colchicéine à son tour, traitée par les acides minéraux concentrés à 110-120°, donne une nouvelle base qu'il a nommée apocolchicéine, et en même temps de l'alcool méthylique et de l'acide acétique.

Contrairement aux conclusions de M. Houdé, qui avait pris pour de la colchicine les cristaux qui se déposent d'une solution dans le chloroforme, M. Zeisel pense que ces cristaux sont formés d'une combinaison de la colchicine avec le chloroforme.

CHAPITRE IV

PHYSIOLOGIE

Quoique l'introduction du colchique dans la matière médicale ne date pas de bien loin, ce médicament a donné lieu à beaucoup d'expérimentations et à non moins d'appréciations différentes. Les récents travaux de MM. Laborde et Houdé ont jeté un nouveau jour sur la physiologie de la colchicine. Dans ce court exposé, nous nous inspirerons principalement de leurs expériences.

Nous lisons à l'article COLCHIQUE D'AUTOMNE du *Dictionnaire encyclopédique* de Dechambre, qu'au milieu des opinions diverses que font naître les observations de l'action physiologique du colchique, il est démontré pour tous les observateurs « que les diverses parties de cette » plante exercent sur les muqueuses digestives une action locale violem- » ment irritante. Sous cette influence, l'estomac et les intestins s'en- » flamment, s'ulcèrent, se mortifient même par place. » Pour MM. Laborde et Houdé, les vomissements, les selles diarrhéiques pouvant aboutir à l'entérorrhagie, ne sont pas dus à l'action locale irritante de la colchicine, puisque ces phénomènes ne se produisent pas immédiatement après l'ingestion de cette substance. Il est nécessaire, pour que ces phénomènes se produisent, que la colchicine soit absorbée, qu'elle ait pénétré dans le torrent circulatoire et qu'elle soit parvenue à ses points d'élimination, qui sont principalement sur la surface gastro-intestinale. Ainsi les vomissements et la diarrhée, même les hémorrhagies intestinales amenées par la colchicine, ne sont pas le produit d'une action topique, mais dépendent, comme nous le verrons plus tard, du système nerveux lymphatique et des éléments musculaires lisses du tube digestif. A dose toxique, la colchicine produit de telles évacuations alvines que l'animal maigrit, s'affaisse et meurt, après avoir subi une perte de poids considérable.

La colchicine s'élimine aussi par les glandes salivaires et par les reins. Il en résulte une hypersécrétion de la salive, qui est sous la dépendance du système nerveux ganglionnaire, des glandes salivaires et de l'augmentation de la pression sanguine de leurs vaisseaux.

L'influence exercée par ce médicament sur la sécrétion urinaire et l'élimination de l'urée, de l'acide urique et des sels inorganiques, a été aussi très-controversée. Pour les uns, la quantité d'urée seule est augmentée; pour d'autres, c'est l'urée et l'acide urique; certains affirment que l'urée, l'acide urique et les sels inorganiques, y sont en plus grande abondance; enfin Bœker, Asterlen, prétendent que le colchique n'a aucune influence sur la sécrétion urinaire; Graves et Gairdner ont vu quelquefois diminuer l'excrétion de l'acide urique. Les dernières expériences faites à ce sujet démontrent une modification de l'urine, tant dans la quantité que dans la proportion d'urée et d'acide urique. Il n'y a d'exception que lorsque les évacuations alvines sont très-abondantes.

L'action de la colchicine sur le cœur et la circulation avait été très-mal étudiée jusqu'en 1885. Cependant Maclaghan avait vu son pouls baisser de 22 pulsations en quelques heures, après l'injection de 12 centig. de teinture de colchique; mais on accordait une plus grande valeur hyposthénique cardio-vasculaire à la vératrine. On sait aujourd'hui que la pression sanguine est augmentée, grâce à l'intervention du grand sympathique, ce qui explique les véritables raptus hémorrhagiques qui se produisent dans l'intestin. Des recherches microscopiques récentes ont permis de constater l'intégrité parfaite des fibres musculaires. Cependant on a reconnu l'existence dans les muscles et même dans les tissus du cœur de faibles quantités de colchicine; le sang est le seul tissu dans lequel on n'en ait pas trouvé de traces. Les anciens attribuaient au colchique une action tantôt paralysante, tantôt tétanisante, sur les muscles. L'action convulsivante et tétanisante témoignée par les traces de la contraction musculaire ne peut être niée; mais elle est rapportée par MM. Laborde et Houdé à l'intervention du centre myélitique, tout en accordant une certaine part à l'implication directe de la contractilité musculaire.

L'alcaloïde que nous étudions produit une congestion pulmonaire qui peut donner lieu à de véritables hémorrhagies; la respiration devient stertoreuse, les flancs de l'animal se creusent, et, si la dose est toxique, la mort a lieu par asphyxie. Ces phénomènes sont aussi sous la dépendance du système nerveux.

L'action de la colchicine sur le système nerveux est tellement prépondérante que, divisant cette étude, nous l'étudierons d'abord sur le système nerveux central, ensuite sur le système périphérique, et en troisième lieu sur le système nerveux de la vie végétative.

Nous mentionnerons d'abord son action topique, d'ordre exclusivement chimique, sur les conducteurs nerveux, avec lesquels elle est en contact à la suite des injections sous-cutanées. Le membre sur lequel on a pratiqué l'injection présente aussitôt de l'anesthésie cutanée et de la paralysie; mais les propriétés fonctionnelles des conducteurs nerveux sont conservées ; d'ailleurs, cette paralysie de la sensibilité et du mouvement fait défaut en dehors des injections sous-cutanées.

Système nerveux central. — Comme on a pu s'en convaincre sur les animaux mis en expérience, les centres cérébraux de volonté et d'intelligence restent toujours intacts. La céphalalgie gravative que l'on a observée chez l'homme est un réflexe lié à la production des nausées et vomissements qui suivent l'ingestion de la colchicine. Cette céphalalgie chez les chiens, les cobayes, rendrait compte de leurs gémissements et de leurs cris plaintifs.

A dose toxique, le processus asphyxique qui entraîne la mort est dû à une influence bulbaire consécutive ; l'excitabilité des centres peut être constatée, chez la grenouille, jusqu'à sa mort.

Système nerveux périphérique. — On peut s'assurer, par l'application directe d'un courant induit, par la persistance des réflexes qui suivent les excitations périphériques et l'absence de phénomènes paralytiques, de la conservation absolue de la motricité et de la sensibilité des nerfs. Dans ces derniers moments, l'animal présente des manifestations de parésie, mais d'une parésie consécutive à son extrême affaiblissement. On observe chez la grenouille des convulsions cloniques spontanées, sous l'influence de doses toxiques ; on peut aussi tétaniser un muscle par des excitations directes sur son nerf moteur : d'où il résulterait que l'action de la colchicine sur le système nerveux, tant central que périphérique, est de nature excitatrice plutôt que dépressive.

Système nerveux de la vie végétative. — C'est à lui que nous avons rapporté tous les phénomènes qui suivent l'introduction de la colchicine dans l'économie. Nausées, vomissements, entérorrhagies, augmentation des sécrétions et des excrétions, prouvent la participation du système nerveux sensitivo-moteur qui préside aux fonctions des glandes et du tube gastro-intestinal. Les éléments musculaires et contractiles qui ont un rôle dans ces fonctions sont aussi sous l'influence de la colchicine. On peut facilement constater *de visu* les contractions des muscles intestinaux, qui sont produites, d'après MM. Laborde et Houdé, par un double mécanisme :

« L'excitation primitive et simultanée des éléments nerveux et musculaires, et les effets secondaires d'une action excito-motrice. »

L'action du sympathique se révèle aussi dans l'anémiation constante des oreilles, avec refroidissement, et dans le myosis pupillaire qu'on remarque chez le lapin.

En résumé, le colchique, pris à dose modérée, agit principalement sur le tube gastro-intestinal, non par action topique locale ou irritante, mais par ses propriétés excitantes sur le système nerveux du sympathique, et consécutivement sur les muscles lisses de l'appareil digestif. Les centres nerveux de volition et d'intelligence restent intacts. Les organes d'excrétion et de sécrétion, grâce à leur système nerveux ganglionnaire, sont plus ou moins influencés; la pression sanguine est augmentée. A dose toxique, la colchicine amène des selles diarrhéiques, de véritables entérorrhagies, avec troubles très-marqués du grand sympathique. Ces troubles s'accompagnent d'amaigrissement, de dyspnée, et la mort survient par asphyxie.

Se basant sur l'action physiologique de la colchicine, les médecins ont été amenés à l'emploi du colchique et de ses diverses préparations dans les affections rhumatismales et la goutte. Nous partageons l'opinion du docteur Goupil, qui regarde le colchique comme un des meilleurs médicaments de la goutte, en lui attribuant, en tant qu'évacuant, un rôle plutôt éliminateur que dérivatif.

CHAPITRE V

TOXICOLOGIE

La place que doit occuper le colchique dans la toxicologie est encore incertaine. Rabuteau, qui primitivement, suivant l'exemple général, avait placé la colchicine à côté de la vératrine, a été conduit dans ses expériences à voir que leurs effets diffèrent complétement. Tandis que la vératrine est un poison musculaire, la colchicine agit plus spécialement sur le système nerveux, et sa place paraît se trouver parmi les poisons névrotiques, à côté de la cicutine.

L'empoisonnement par le colchique est en général le résultat d'un accident ou d'un suicide. On connaît cependant un cas d'intoxication criminelle. L'intoxication accidentelle est due aux préparations de colchique qui ont donné lieu à des méprises ou à des imprudences de malades qui en ont inconsidérement forcé les doses. On n'a pu délimiter d'une façon certaine les doses mortelles du colchique et de ses préparations pharmaceutiques, ce qui tient à la grande variabilité des préparations officinales. Cependant Rabuteau fixe les nombres suivants : colchique frais récolté en octobre, 1 gr. 50 ; vin ou teinture de colchique, quantité correspondant à 5 à 10 gr. de bulbes ; enfin la colchicine administrée aux doses de 2 à 5 millig. a produit chez l'homme des accidents très-graves ; la dose de 0 gr. 024 (Schroff) et, suivant Casper, 0 gr. 014 à 0 g. 036, suffisent pour donner la mort à un adulte.

Rabuteau fait en outre observer que, de même que la digitale, le colchique exerce une action cumulative et peut à la longue amener des accidents.

La colchicine est une substance redoutable, qui cause presque toujours la mort après l'ingestion de doses supérieures à celles que nous avons indiquées.

La symptomatologie de cet empoisonnement est un mélange de celle des poisons irritants, drastiques et névrotiques ; ce qui le distingue peut-être le mieux, c'est le retard dans l'apparition des phénomènes toxiques, qui toutefois ne s'observent pas toujours.

Ce qui frappe dans cet empoisonnement, surtout à son début, c'est la fréquence et l'abondance des évacuations alvines. Sous l'influence de cette spoliation excessive, conjointement à une dépression extrême du système nerveux, il ne tarde pas à survenir un état cholériforme avec anxiété précordiale, oppression respiratoire, diminution ou même suppression d'urine, petitesse et irrégularité du pouls, vertiges, prostration, coma et mort. Les douleurs, qui ne sont pas constantes, traduisent plutôt l'irritation de l'intestin que celle de l'estomac. Dans certains cas, au lieu d'être cholériformes, les symptômes ressemblent à ceux de la dysenterie ; alors le ventre est très-douloureux, les évacuations sont sanguinolentes, avec épreintes et ténesme.

On a souvent observé un sentiment de constriction à la gorge, de la dysphagie, une soif ardente, du ptyalisme. A. Ollivier et G. Bergeron, dans le relevé des observations d'empoisonnement par le colchique, n'ont trouvé que dans trois cas des accidents convulsifs, tremblements, crampes, secousses; dans la dernière période, la faiblesse est extrême, mais il n'y a pas de paralysie.

Les lésions anatomiques analogues à celles des poisons irritants et drastiques portent spécialement sur le tube digestif, mais avec certaines variations. Les intestins très-enflammés sont quelquefois ulcérés; une abondante éruption psorentérique a été observée par Guéneau de Mussy et Moutard-Martin chez deux sujets morts à la suite de diarrhée incoercible, causée en cours du rhumatisme par de trop fortes doses de colchique. L'estomac est plus ou moins enflammé.

L'empoisonnement par le colchique et la colchicine est l'un de ceux dont le traitement est le plus difficile. Faire vomir sans délai, tant que l'on suppose l'existence de quelque parcelle de colchique dans l'estomac, est la première indication à remplir. On peut essayer le tannin et l'iode, quoique l'alcaloïde ne paraisse pas le seul principe toxique; administrer, une fois l'intoxication déclarée, des émollients, adoucissements, calmants sous toutes les formes, pour apaiser les irritations et la douleur; faire prendre surtout de l'opium à doses progressives, pour réfréner les évacuations intestinales et comme antagoniste des fâcheux effets du colchique. Au moment de la période adynamique, donner des excitants et des cordiaux, tels que vin chaud, punch, teinture de cannelle, café, frictions stimulantes, moyens calorifiques. Enfin la respiration artificielle et l'inspiration d'oxygène pur sont utiles pour combattre les phénomènes d'asphyxie dus, non à la paralysie des muscles, mais à celle du système nerveux.

RECHERCHE TOXICOLOGIQUE

Cette recherche porte sur les matières de vomissement et les déjections, s'il n'y a pas eu mort; dans le cas contraire, on opérera en outre sur les viscères. Si l'empoisonnement a eu lieu par les feuilles, fleurs, bulbes ou médicaments à base de colchique, il faudra rechercher la colchicine ; dans le cas d'une intoxication par les graines, l'examen superficiel révélerait leur nature.

On pourrait d'ailleurs extraire la colchicine de ces graines et exécuter les réactions de cet alcaloïde.

Si la mort a suivi l'ingestion d'une certaine quantité de colchique ou de ses préparations, voici la méthode suivie par MM. Laborde et Houdé pour retrouver la colchicine :

Le procédé qu'ils ont employé est analogue à celui qui leur a servi à extraire la colchicine cristallisée des semences de colchique, sauf quelques légères modifications.

Le contenu de l'estomac et des intestins, ainsi que les reins, le foie, la rate, sont employés à la recherche de l'alcaloïde.

Les organes lacérés et coupés en petits morceaux avec le plus grand soin et à l'aide d'un instrument bien lavé, on les met en macération pendant vingt-quatre heures avec de l'alcool à 96°, en prenant la précaution d'agiter le mélange à plusieurs reprises et en l'additionnant de quelques grammes d'acide tartrique pulvérisé.

On filtre, puis on exprime fortement, et le magma est de nouveau malaxé avec de l'alcool qui est filtré et réuni à la première liqueur.

On soumet l'alcool à la distillation, à la température de 36°, et le résidu aqueux à peine coloré est filtré sur du papier mouillé, pour séparer les matières grasses.

Le liquide limpide obtenu est agité à plusieurs reprises avec du chloroforme chimiquement pur, qui dissout totalement la colchicine et par évaporation laisse un résidu amorphe qui n'est autre que l'alcaloïde.

La méthode de MM. Laborde et Houdé n'est, comme on le voit, qu'une modification de la méthode de Stas.

Quelques auteurs, Rabuteau, Wittstoch, conseillent l'emploi de l'acide chlorhydrique au lieu de l'acide tartrique, et remplacent, dans la méthode de Stas, les alcalins par la magnésie.

Nous venons de voir que, dans le cas particulier de la colchicine, les alcalins sont absolument inutiles ; aussi donnons-nous la préférence à la méthode de MM. Laborde et Houdé.

Le produit amorphe obtenu est dissous dans l'alcool, et la solution est soumise aux divers réactifs.

Les réactions que nous avons déjà indiquées servent alors à caractériser l'alcaloïde.

Cependant quelques auteurs ont prétendu qu'elle pouvait être confondue avec la vératrine ; et comme les deux substances appartiennent, on le sait, à la même famille végétale, il importe de mettre en parallèle les réactions respectives qui distinguent la vératrine et la colchicine.

CARACTÈRES DIFFÉRENTIELS DE LA VÉRATRINE ET DE LA COLCHICINE

	Vératrine	Colchicine
Caractères organoleptiques — ODEUR	Produit des effets sternutatoires répétés.	Ne produit pas d'effets sternutatoires.
SAVEUR	Brûlante, qui produit sur la langue, les lèvres et toute la bouche, une sensation piquante qui se prolonge une demi-heure environ. Dans la gorge on ressent, avec une sensation de chaleur, une sorte de sentiment de strangulation.	Pas d'action irritante locale. Pas de picotements ni de brûlures sur la membrane pituitaire.
RÉACTION	Très-alcaline.	Alcalinité à peine sensible.
Caractères chimiques — COLORATION PAR ACIDE CHLORHYDRIQUE	Coloration vert pomme, puis jaune et enfin rouge sang. Si l'on chauffe, cette coloration persiste plusieurs mois sans changer d'aspect.	D'un vert à peine sensible.
ACIDE SULFURIQUE	Cet acide produit une faible coloration jaune citron, qui devient rose et enfin rouge sang. Le liquide devient fluorescent et présente une teinte verte non persistante. Cette dichroïcité se maintient jusqu'à ce que la solution soit devenue rouge sang.	Coloration vert pomme, à peine sensible.

ACIDE AZOTIQUE	Coloration à peine rosée. Si l'on ajoute AzH^3, il se forme un précipité sang caillé, soluble dans AzO^3H. Le liquide redevient presque incolore.	Coloration verte d'abord, puis rouge cramoisi, qui tire au pourpre très-fugace. Après cinq minutes elle disparaît; le liquide est jaune citron. Si l'on ajoute AzH^3, la coloration jaune passe au rouge cerise, que AzO^3H ramène au jaune citron.
RÉACTIF DE FROLHE	Coloration jaune passant rapidement au rouge.	Coloration jaune citron.

D'après Oberlin, la puissance toxique de la colchicéine dépasse celle de la colchicine. A la dose d'un centigramme, des lapins périrent après dix minutes ; à la dose de 5 centigrammes, ils succombèrent presque immédiatement, avec paralysie complète. Elle agit principalement sur le cerveau et la moelle épinière; comme antidote, on emploie le tannin et l'opium.

On pourrait essayer son emploi sous-cutané à la dose de 1 à 2 milligrammes par jour contre la goutte, le rhumatisme articulaire aigu.

Quelques essais ont été faits par Dannenberg, et depuis quelques mois à peine par M. J. Ogier, sur la résistance qu'offre la colchicine à la putréfaction. Sans entrer dans les détails, nous dirons seulement que les expériences de M. J. Ogier ont porté sur trois chiens intoxiqués par la voie hypodermique ou gastrique, et avec des doses différentes de colchicine. Les chiens succombèrent dans la nuit qui suivit l'absorption du poison, et l'exhumation eut lieu cinq mois et demi plus tard. On constata alors que la putréfaction des cadavres était d'autant plus avancée que la dose de colchicine injectée avait été moins forte ou qu'elle avait été absorbée par la voie digestive.

M. Ogier a recherché la colchicine dans les cadavres et l'a caractérisée à l'aide de l'acide nitrique de densité 1,4, qui donne une coloration violette, et du vanadate d'ammoniaque récemment dissous dans l'acide sulfurique, qui développe une coloration verte.

La colchicine a été retrouvée d'une manière à peu près certaine dans le foie, la rate, les reins, le cœur, l'estomac et les intestins. M. Ogier en a conclu que cet alcaloïde résiste aux actions destructives de la putréfaction.

Il n'affirme pas cependant que cette résistance soit complète, car il n'a jamais obtenu nettement les réactions caractéristiques de l'acide nitrique, ni celle du vanadate d'ammoniaque. Aussi est-il permis de supposer que, au lieu de colchicine pure, on obtient des produits de transformation qui donnent, à peu près, les mêmes réactions que l'alcaloïde.

D'après les conclusions de M. Ogier, on est en droit de se demander si les réactions incertaines que donne la colchicine lorsqu'elle a subi le contact de la putréfaction peuvent faire conclure hardiment à la présence de l'alcaloïde dans un cas douteux. Nous allons, pour répondre à cette question, donner les résultats d'une expertise que M. le docteur Brouardel eut à conduire il y a un an environ, au sujet d'une accusation d'empoisonnement par la colchicine.

Cette affaire, qui s'est déroulée devant les tribunaux de la Seine et qui s'est terminée par l'acquittement de l'accusé, avait nécessité l'exhumation du cadavre inhumé depuis dix mois. M. Brouardel commence par établir : 1° que les symptômes de l'empoisonnement par la colchicine sont encore complétement inconnus ; 2° qu'il en est de même des lésions dont il s'accompagne ; 3° que la recherche de cette substance dans l'économie, un certain temps après la mort, est entourée des plus grandes difficultés, tenant surtout à la putréfaction. Dans le cas particulier dont il s'agit, l'hypothèse d'un empoisonnement était justifiée par les symptômes observés pendant la vie. Quant à ce qui concerne l'autopsie faite près d'un an après la mort, elle n'a permis de constater aucune lésion pouvant faire douter d'une mort naturelle. En outre, le cadavre était dans un état de conservation parfaite ; mais il a été établi que la terre du cimetière de Noisy-le-Sec, où le cadavre était enseveli, avait la propriété de conserver assez bien les corps ; la constatation de ce fait perd donc dans l'espèce une partie de son importance.

L'analyse chimique a permis de découvrir dans les organes du cadavre une substance présentant les réactions de la colchicine, réaction qui, dans l'état actuel de nos connaissances, ne peuvent être attribuées à aucun autre corps.

L'expérimentation physiologique faite avec l'extrait obtenu à l'aide de fragments de viscères, sur des animaux, n'a donné lieu à aucun phénomène caractéristique de l'empoisonnement par la colchicine.

Dans ces conditions, M. Brouardel a dû présenter ses conclusions avec certaines réserves; tout en reconnaissant que l'hypothèse d'un empoisonnement par la colchicine lui semblait justifiée par la considération des résultats fournis par l'examen clinique, l'autopsie et l'analyse chimique, il a dû déclarer qu'il lui était impossible d'apporter la preuve scientifique de cette hypothèse. Le siége et la nature des ulcérations n'ont pas encore été fixés définitivement dans l'empoisonnement par la colchicine.

A l'époque de l'expertise de M. Brouardel, M. Butte fit dans ce sens des expériences comparatives avec la coloquinte, la vératrine et la colchicine. Nous indiquerons le résultat de ses expériences relatives au sujet que nous traitons.

A la suite d'une injection sous-cutanée de 5 centigrammes de colchicine chez un chien, on observe sur la seconde portion du duodénum et sur la ligne médiane des ulcérations circulaires, régulières, taillées à l'emporte-pièce. Ces ulcérations se montrent également, quoique moins nettes, à la suite de l'administration de cette substance par l'estomac.

Nous terminerons la partie toxicologique de notre travail par l'exposé de deux expériences faites sur des animaux avec l'excellent concours de M. Combemale, interne de l'Asile des aliénés de Montpellier.

Expérience I. — La première expérience, faite sur une chatte pesant 3 kilog. 500 grammes, a donné lieu aux observations suivantes, après une injection hypodermique de 5 milligrammes de colchicine faite le 15 octobre 1886, à 4 heures du soir. Deux heures après, 6 heures, on observe de l'abattement et de la tristesse; à 7 heures, surviennent de la diarrhée, des vomissements répétés, consistant en salive spumeuse très-aérée et un peu bilieuse. Quatre heures et demie après, nous constatons de nouveaux vomissements et de la diarrhée; la chatte est plus apathique; pas de troubles musculaires bien évidents. A 9 heures 1/2, nausées, expulsion de spume jaunâtre; à 10 heures, diarrhée sanguinolente, les flancs se creusent, l'affaissement s'accentue.

Le lendemain, quinze heures après l'injection de colchicine, l'animal est trouvé mort, la tête baignant dans la spume.

Autopsie. — Les poumons présentent des hémorrhagies interstitielles; le cœur est en diastole à droite, en systole a gauche; le foie, d'aspect extérieur marbré de points noirs, est violemment congestionné pans son parenchyme; la vésicule biliaire est remplie de bile. L'estomac, le duodénum et le jéjunum, sont le siége d'une violente inflammation, se traduisant par des hémorrhagies punctiformes et en nappes. Le reste de l'intestin, la rate et le pancréas, paraissent normaux. Les reins ont leur substance médullaire violemment irritée; rien dans la cavité crânienne, sinon de la congestion des os.

Expérience II. — A 11 h. 30 du matin, le 16 octobre 1886, nous injectons 0,005 de colchicine sous la peau d'un chien du poids de 14 kilogr. A 2 heures, nous n'observions que de la fatigue; jusqu'à 6 heures, il est triste. A ce moment se produisent des vomissements spumeux. Neuf heures après l'injection, à 8 h. 30, nouveaux vomissements sanguinolents, tristesse, salivation; peu de réaction aux excitations, pas de troubles moteurs. Le lendemain, dix-huit heures après, le chenil est souillé de matières fécales fluides, noirâtres, abondantes.

Vingt-deux heures après, l'animal rejette par l'anus des matières sanguinolentes, ayant l'aspect de fragments de membranes, véritables raclures de boyaux teintés de bile et de sang. Pas ou peu d'urine; la fatigue musculaire est assez marquée. Pendant toute la journée, il reste triste et mange peu; mais, le lendemain, il se remet à manger et n'a plus de purgation.

Les phénomènes présentés par les deux animanx que nous avons mis en expérience viennent à l'appui de nos conclusions physiologiques et toxicologiques. Ce n'est, en effet, que trois heures après l'injection chez la chatte, et six heures et demie chez le chien, qu'apparaissent les premiers troubles gastro-intestinaux; et ici nous ferons remarquer que le moment de l'apparition des vomissements et des selles, chez les deux animaux, a été plus ou moins retardé, selon que la dose a été toxique ou simplement physiologique. Si nous comparons les résultats que nous avons obtenu à ceux qu'a mentionnés le docteur Laborde sur des cobayes, nous voyons que chez notre chatte, dont le poids était neuf fois environ plus élevé que celui des cobayes (450 gr.), la dose mortelle de colchicine a été de 0,085, tandis que les cobayes supportent une dose de 0,02 à 0,03 centigrammes, et que la mort ne survient chez eux qu'après des injections de 0,06 centigrammes. En ramenant à l'unité de poids la dose toxique chez notre chatte, d'une part, et, d'autre part chez les cobayes du docteur Laborde, nous trouvons qu'elle est dans notre expérience de 0,0014 par kilog., tandis qu'elle est de 0,133 chez le cobaye, c'est-à-dire presque 100 fois plus forte. Un tel écart dans la dose toxique ne nous paraît explicable que par la place différente que ces animaux occupent dans la série des vertébrés, et surtout par la différence de leur tube intestinal et de leur mode de digestion.

Nos chiffres nous paraissent mieux concorder avec ce que l'on sait de l'empoisonnement chez l'homme, qui, d'après Schroff, éprouve des accidents très-graves après l'ingestion de 0,024 de colchicine, et qui, suivant Casper, succombait à la dose de 0,014 à 0,036.

Les résultats de notre seconde expérience concordent avec ceux que nous avons précédemment obtenus. En effet, notre chien pesant 14 kilog., et intoxiqué avec 0, 005 de colchicine, avait pris, par kilog. du poids de son corps, 0,005/14 = 0,00035, c'est-à-dire à poids égal une dose moindre que la chatte. Aussi le chien a-t-il survécu, non pas cependant sans avoir été violemment purgé et avoir offert les symptômes de l'empoisonnement par la colchicine. Nous ferons ressortir de cette seconde observation l'action énergique de l'alcaloïde sur l'intestin, puisque nous avons recueilli des fragments de membranes qui nous font conclure à l'ulcération profonde du tube intestinal.

CHAPITRE VI

PHARMACOLOGIE

Toutes les parties de la plante peuvent être utilisées en pharmacie, puisque les fleurs, les feuilles, les semences et le bulbe, renferment de la colchicine, à laquelle il faut attribuer les propriétés de la plante. Mais il ressort de l'étude que nous avons faite que les semences à la maturité renferment une plus grande quantité de principes, qui varie fort peu, tandis que les bulbes ont des propriétés plus ou moins énergiques selon l'époque de leur récolte. L'étude des fleurs est encore incomplète ; cependant la commission du Colex de 1884 a conservé comme produits officinaux les semences, les bulbes et les fleurs, après avoir cependant supprimé la teinture de bulbes de colchique, dont la composition est variable.

Récolté en juillet, le bulbe de colchique constituerait un médicament énergique; mais l'obligation où l'on est de ne le recueillir qu'en automne rend ses propriétés très-inconstantes. Comme ce manque de constance pourrait occasionner des accidents graves, on a restreint son emploi en pharmacie et on lui a substitué les fleurs et les semences. On prépare encore quelquefois la poudre de bulbes de colchique.

Bulbes de colchique . . . . P. V.

Concassez les bulbes et faites-les sécher à l'étuve; pilez sans résidu au mortier de fer couvert; passez au tamis de soie. On la donne à la dose de 5 à 30 centigrammes.

Alcoolature de bulbes de colchique

Bulbes frais	1000
Alcool à 90°	1000

Réduisez en pulpe ou contusez les bulbes, et faites-les macérer en vase clos dans l'alcool, et agitez de temps en temps. Après dix jours de contact, passez avec expression; filtrez.

Ce médicament est inusité.

Vin de bulbes de colchique

Bulbes frais	100
Vin de Grenache.	1000

Incisez les bulbes, faites-les macérer en vase clos pendant dix jours dans le vin, en agitant de temps en temps; passez avec expression; filtrez. (Codex.)

Vin de colchique (Husson)

Eau médicinale (Husson)

Colchique sec	60
Vin de Xérès	125

20 gouttes dans un verre d'eau sucrée, contre la goutte, le rhumatisme.

Vin de colchique (Reynold)

Spécifique antigoutteux de Reynold

Vin de Xérès.	500
Bulbes de colchique.	250

Colorez avec q. s. de coquelicots et aromatisez avec

Rhum.	30

Teinture de colchique (Want)

Bulbes frais de colchique	125
Alcool à 90°	250

Laissez macérer quinze jours; filtrez.

Want avait donné cette formule comme étant celle de l'eau médicinale de Husson. 6 à 8 gouttes dans une tisane appropriée. On porte la dose jusqu'à 8 grammes.

Le vin de colchique a une saveur un peu amère. Il a une tendance à se troubler par production d'organismes végétaux fournis de cellules réunies par groupes de 2, 3 et 5 au plus; mais, agité avec 1 pour 1000 de poudre de semences très-fine, il se clarifie et ne se trouble plus (Vulpius, 1871.)

La teinture de Cocheux, d'après son auteur, ne serait qu'une solution de colchicine. En effet, d'après M. Cocheux, cette teinture renfermerait le principe actif du colchique d'automne, débarrassé de son principe drastique.

Vinaigre de colchique

Bulbes frais de colchique incisés . . .	200
Acide acétique cristallisable.	20
Vinaigre blanc.	980

Faites macérer pendant huit jours, dans un vase en verre bouché, les bulbes avec le vinaigre, en agitant de temps en temps. Passez avec expression; filtrez. (Codex.)

On a fait aussi un vinaigre avec les semences, en prenant:

Semences de colchique	1
Vinaigre blanc.	4 (Ber.)

Extrait de colchique

On donne le nom d'extrait à la matière extractive amenée à un grand état de concentration, et mélangée à des principes divers contenus dans la plante. On prépare avec les bulbes de colchique un extrait alcoolique et un extrait acétique. Le Codex ne donne comme officinal que l'extrait de semences de colchique.

Extrait alcoolique de colchique

Bulbes de colchique en poudre demi-fine .	1000
Alcool à 60°	6000

Tassez convenablement la poudre dans l'appareil à lixiviation et humectez-la d'alcool. Après douze heures, lessivez avec le reste de l'alcool; chassez l'alcool restant par de l'eau et arrêtez l'écoulement des liqueurs dès que celles-ci troubleront les premières. Distillez les liqueurs alcooliques au bain-marie, pour retirer toute la partie spiritueuse, et achevez d'évaporer jusqu'à consistance d'extrait.

Cet extrait n'est plus employé.

Quelques auteurs ont prétendu que l'extrait obtenu par lixiviation avec l'acide acétique possédait des propriétés plus énergiques, et l'ancienne Pharmacopée de Londres donnait la formule suivante :

Extrait acétique de colchique

Colchique frais	370
Acide pyroligneux	75

Pilez le colchique en versant peu à peu l'acide acétique dessus, exprimez et faites évaporer au bain-marie en consistance, dans un vase de porcelaine ou de terre non vernissée. Le docteur Scudamore préparait son extrait acétique de colchique en évaporant à une douce chaleur une infusion saturée de bulbes secs dans du vinaigre distillé, jusqu'à consistance de miel épais.

On admet généralement aujourd'hui que l'extrait acétique du colchique renferme plus de principes actifs que les extraits aqueux et alcooliques.

Nous ne ferons que citer, sans mention spéciale :

L'alcoolature de fleurs de colchique,
L'extrait de fleurs de colchique,
Le mellite de bulbes de colchique,
L'oxymel de bulbes de colchique,
Le sirop de colchique,

toutes préparations fort peu employées.

Nous signalerons ensuite, comme une des plus sérieuses préparations, la teinture de semences de colchique.

Semences de colchique	100
Alcool à 60°	1000

Faites macérer pendant dix jours en vase clos les semences pulvérisées. Passez avec expression ; filtrez.

Le Codex de 1884 a élevé le titre de cette teinture, qu'il fait préparer dans les proportions de 1 de semences de colchique pour 5 d'alcool à 60°.

Les graines du colchique ont une dureté telle qu'il est presque impossible de les piler au mortier, où elles glissent sous le pilon. Pour arriver à les pulvériser, on est donc obligé de les écraser dans un moulin analogue au moulin à café.

Cette teinture est très-active et assez constante dans ses effets, ce qui l'a fait conserver au Codex, à l'exclusion de la teinture de bulbes.

Extrait de semences de colchique

Semences de colchique	1000
Alcool à 60°	6000
Eau distillée froide	q. s.

Réduisez les semences en poudre grossière ; faites-les digérer à une douce chaleur, pendant quelques heures, dans la moitié de l'alcool; passez avec expression. Faites digérer le marc dans la seconde moitié de l'alcool; passez et filtrez les liqueurs réunies.

Retirez l'alcool par distillation et concentrez le résidu au bain-marie. Faites dissoudre le produit dans quatre fois son poids d'eau froide, filtrez; évaporez au bain-marie en consistance pilulaire.

Nous donnons comme dernières préparations la formule de la mixture du docteur Fiévée, citée par Bouchardat, et celles des pilules de Léviat.

Mixture contre la goutte

Teinture de bulbes de colchique . . .	10
— de semences de colchique . .	5
Sirop de limon..	100

Mêlez. — A prendre par cuillerées à bouche dans une tasse d'infusé de mélisse. Ce mélange, donné dans les vingt-quatre heures, produit plusieurs évacuations (Fiévée).

Les pilules antigoutteuses de Léviat ont pour base l'extrait acétique de colchique. Ces pilules, qui offrent trois degrés de force différente, ont pour formule:

N° 1.	Extrait acétique de colchique. . Extrait de coloquinte.	ââ 0,025
N° 2.	Extrait acétique de colchique.. . Extrait de coloquinte.	ââ 0,05
N° 3.	Extrait acétique de colchique . . Extrait de coloquinte.	ââ 0,075

Ces pilules se prennent en même temps qu'une infusion théiforme de feuilles de buis.

Les préparations de colchique sont souvent vicieuses; le bulbe perd de l'activité avec l'âge, et, au bout d'un an, n'a plus de principes; les semences, après le même temps, ont perdu presque toute leur colchicine. Pour obtenir cet alcaloïde, nous avons vu qu'il fallait employer de l'alcool à 90° bouillant et acidulé; or les pharmacopées prescrivent de l'alcool dilué, ou du vin, dont le degré alcoolique est encore plus faible.

Pour obtenir une bonne préparation, M. Mols conseille d'agir sur les graines fraîches (récoltées vers juillet), de les dessécher, les broyer, puis les imprégner avec de l'alcool à 90°; après vingt-quatre heures de contact, les faire digérer au bain-marie avec quatre fois leur poids d'alcool pendant vingt-quatre heures, en faisant retomber les vapeurs sur le produit; laisser refroidir, passer à travers un linge et distiller, pour obtenir un poids de résidu égal à la moitié de celui des graines; laisser reposer.

Traiter les semences de la première opération par de l'eau distillée chaude, laisser macérer vingt-quatre heures, puis les épuiser dans un percolateur par de l'eau chaude, jusqu'à ce que les liqueurs ne possèdent plus d'amertume. Distiller de façon à obtenir un résidu égal à la moitié du poids des graines employées; mêler les liquides alcooliques et aqueux et laisser reposer quatre à cinq jours dans des vases étroits; décanter alors l'huile vert foncé qui s'est rassemblée à la surface. L'extrait fluide ainsi obtenu représente son poids de graines, et sa richesse en colchicine est bien supérieure à celles des extraits du commerce.

INDEX BIBLIOGRAPHIQUE

WEDEL (G.-W.). — Exper. curios. de colchico veneno et alexipharmaco. Ienæ, 1718.

STOERK (N.-D.). — Libellus quo demonstratur colchici autumnali radicem non solum tuto posse exhiberi hominibus, sed et ejus usu interno curari quandoque morbos difficillimos qui aliis remediis non edunt. Vindobonæ, 1763. (Traduit en français par Lebègue, de Presle. Paris, 1764.)

MELANDRI et MORETTI. — Analisi chimico delle radici di cariofilata et colchica, etc. Pavie, 1805. Extrait *in* Bulletin de pharmacie, t. II.

EWERARD HOME. — Experiments and observations on the effects of the colchicum autumnale. *In* Philosophical Transactions read, 21 march 1816.

STOLZE. — Berlinisch Jahrb. f. Pharm. 1818-1819.

BŒCKER (F.-W.). — Beïtrage zur Heilkunde Crefeld, 1849, t. II.

MACLAGAN (M. G.). — On Colchicum autumnale. (Traduit *in* Union médicale, t. VI, 1852.)

SOUBEIRAN (E.). — Traité de pharmacie, 1853.

PLANCHON (J.-E.). — Des Hermodactes au point de vue botanique et pharmaceuque. Paris, 1856. Thèse de l'Ecole de pharmacie.

OBERLIN. — Essai sur le colchique d'automne. Strasbourg, 1857, et Répertoire de pharmacie, t. XXIII.

JOVEUX. — Emploi de saccharure de fleurs de colchique dans le traitement de la goutte et du rhumatisme articulaire. *In* Gazette médicale de Strasbourg, février 1860. Extr. *in* Bull. général de thérap., t. LVIII, 1860.

GOUPIL. — Arch. de méd., juillet 1861.

PERCY (Samuel-R.). — On New Remedies. Ann. med. Times, vol. IV, 1862.

DICHL (C.-L.). — Proceedings, 1867.

MERAT et DE LENS. — Art. *Colchique* du Dict. univers. de mat. méd., t. II.

OLIVIER (A.) et BERGERON (G.). — Article *Colchique* du Nouveau Dict. de méd. et de chir. pratiques, t. VIII, 1868.

MAISCH. — Sur la Colchicine. Monit, scient., 1868.

PIERRE (Is.). — Sur une Action toxique particulière des fleurs de colchique. Acad. des sc., septembre 1874.

ERERLACH. — Ann. Pharm. Assoc., 1874.

FLUCKIGER. — Neues Repert. für Pharm., 1876-1877.

DAMENBERG (E.). — Arch. der Pharm., 1877.

ROSENVASSER (Nathan). — Colchic. seed. Am. Journ. of pharm., sept. 1877.

BŒRNER (Em.-L.). — Removal of fixed oil from colchicum seed. Am. pharm. Association, 1878.

MORRIS (L.-J.). — Amer. Journ. pharm., 1880-1881.

HERTEL (J.). — Pharm. reitschr. f. Russl., 1881.

MOLS (F.). — Drugg advort, 1878 ; Journ. pharm. Als.-Lorr., 1881.

ZEIZEL (S.). — Pharm. post., 1883.

HOUDÉ (A.) et LABORDE. — Tribune médicale, 1884.

BROUARDEL. — Ann. d'hyg. et de méd. légale, 1886.

OGIER. — Ann. d'hyg., 1886.

PRÉPARATIONS

Colchicine.
Poudre de colchique.
Teinture de colchique.
Nitrate de baryte pur.
Potasse à l'alcool.
Chloroforme pur.
Nitrate de zinc.
Sulfate ferreux.
Sel de phosphore.

Vu et permis d'imprimer :
Montpellier, le 30 novembre 1886.
Le Recteur de l'Académie,
G. CHANCEL,
Correspondant de l'Institut.

Vu :
Le Directeur de l'École,
J.-E. DIACON.

www.ingramcontent.com/pod-product-compliance
Lightning Source LLC
Chambersburg PA
CBHW071756200326
41520CB00013BA/3281

* 9 7 8 2 0 1 1 2 8 1 4 4 9 *